AF190769

Frei von Kopfschmerzen und Migräne

durch heilsames EE-Klopfen oder ELI-Streicheln

Schmerzlinderung und Selbstheilung

Elisabeth Eberhard

Frei von Kopfschmerzen und Migräne durch heilsames EE-Klopfen oder ELI-Streicheln

Schmerzlinderung und Selbstheilung

© 2011 Elisabeth Eberhard

ISBN 978-3-8423-6821-7

Herstellung und Verlag:

Books on Demand GmbH, Norderstedt

Alle Rechte liegen bei der Autorin

Haftungsausschluss

Der Verlag und die Autorin übernehmen keine Haftung für Vollständigkeit und Richtigkeit der gemachten Angaben. Der Erfolg aller die in diesem Buch dargestellten Behandlungsformen wird nicht garantiert. Eine Haftung des Verlags und der Autorin bzw. seiner Beauftragten für Personen-, Sach- und Vermögensschäden ist ausdrücklich ausgeschlossen. Auch übernehmen wir keinerlei Verantwortung für Ihr Tun und die etwaigen Folgen. Sie tragen die volle Verantwortung für Ihr eigenes emotionales und körperliches Wohlergehen sowohl während des Lesens als auch danach.

Dieses Taschenbuch ist kein Ersatz für die gründliche ärztliche Diagnose und Behandlung. Die Anwendung der in diesem Buch beschriebenen Behandlungsverfahren geschieht auf eigenes Risiko jedes Einzelnen! Die Anwendung sollte nicht ohne vorherige Abstimmung mit einem Arzt erfolgen. Die Autorin gibt in diesem Buch keine medizinischen Empfehlungen und verordnet auch nicht - weder direkt noch indirekt - den Einsatz irgendeiner Methode im Sinne einer Behandlungsart für medizinische Probleme, die ohne den Rat eines Arztes anzuwenden wäre.

Unsere Absicht ist es allein, Informationen allgemeiner Art anzubieten, um zu helfen und in einem gemeinsamen Streben nach Gesundheit zu kooperieren. Falls man Informationen aus diesem Buch für sich anwenden möchte, behandelt man sich selbst, was ein freies Recht ist.

Die EE-Klopfweise und die spirituell orientierte Berührungsmethode ELI sind zwar hochwirksam, doch nicht für jeden Hilfesuchenden geeignet. Abschliessend weisen wir ausdrücklich darauf hin, dass unsere Autorin keine Ärztin, Psychotherapeutin und Heilpraktikerin ist. Alles was sie über die von ihr entwickelten tausendfach erprobten und erfolgreichen Selbstbehandlungsverfahren schreibt, ist zur Anregung der eigenen Wahrheitsfindung gedacht. Die Autorin hat dieses Selbsthilfe-Buch nach bestem Wissen und Gewissen geschrieben. Es gilt jedoch zu beachten, dass die Angaben Änderungen unterliegen.

Inhaltsverzeichnis

Vorwort

Dieses Taschenbuch ist für Menschen geschrieben, die ihre plötzlich auftretenden stressbedingten Kopfschmerzen auf natürlichem Wege mit den energetischen Selbstbehandlungsweisen, EE-Klopfen oder ELI-Streicheln, in Minutenschnelle lindern bzw. loslassen wollen. Dieses Buch ist auch für ganzheitlich orientierte Hilfesuchende gedacht, die sich von ihren chronischen Kopfschmerzen oder ihrer Migräne mit der nötigen Hingabe, Geduld und Ausdauer verabschieden möchten.

> Ich danke Ihnen für Ihr Vertrauen,
> Ihre Offenheit und Bereitschaft
> alternative und energetische
> Selbstbehandlungswege zu beschreiten
> und dazulernen zu wollen.

Einführung

Es gibt vielfältige Formen zur Behandlung von Kopfschmerzen und Migräne. Die meisten Menschen sind noch sehr „obrigkeitsgehorchend" erzogen worden, machen sich daher selten auf die eigene Suche nach alternativen Behandlungsmöglichkeiten und energetischen Selbsthilfeverfahren. Sie überlegen auch nicht was der Schmerz einem sagen möchte.

Stattdessen wählen sie zur Behebung ihrer Schmerzen die Einnahme von Schmerzmitteln oder lassen sich von ihrem Arzt spritzen. Schmerzmittel oder Spritzen stellen jedoch nur eine Symptombehandlung dar und schalten das natürliche Warnsignal aus. Dies könnte langfristig eine schädliche Wirkung auf den Patienten haben, wenn beispielsweise der Kopfschmerzgeplagte abhängig wird von Medikamenten und dadurch seine Nieren und letzlich seine Leber gravierend schädigt. Manche sind infolge der Medikamenteneinnahme lebensgefährlich leberkrank oder hängen an der künstlichen Niere! Oder sie haben schlichtweg aufgegeben.

Doch Sie gehören zu den Aufgewachten und Selbstverantwortlichen. Sie wissen bewußt oder unbewußt, dass Kopfschmerzen ein Alarmsignal, ein Hilferuf des Körpers ist und Sie die Macht in Ihren Händen haben. Sie sind offen für neue Wege zu Heilung und Gesundheit.

Kopfschmerzen und Migräne sind ein ernst zu nehmendes Problem

Bereits Schulkinder ab der 1. Klasse leiden an Kopfschmerzen und Migräne und greifen mit Unterstützung der Eltern zu Tabletten!!! In den vergangenen 30 Jahren hat sich „die Anzahl der ‚Brummschädel'-Patienten im Kindesalter verdreifacht. „Zwölf Prozent der Schüler leiden unter besonders schmerzhaften Migräneattacken. Insgesamt sind eineinhalb Millionen deutsche Kinder von behandlungsbedürftigen Kopfschmerzen geplagt" (http://kopfschmerzfreileben.wordpress.com/2010/05/04/gewitter-im-kopf-zunahme-von-migrane-bei-kindern, Stand 10.8.11).

Laut Recherche sollen in Europa ca. 90 Millionen Menschen gelegentlich oder ständig unter Kopfschmerzen leiden. „In Deutschland gibt es ungefähr acht bis zwölf Millionen Migräne-Patienten, wovon rund zehn Prozent austherapiert oder ‚therapieresistent' gelten, was soviel heißt wie: Anfälle und Schmerzen trotz oder auch wegen der Medikamente; alles in allem hoffnungslose Fälle" (Quelle: Dr. med. Strackharn). Und ca. 800.000 können ihre Anfälle auch mit Medikamenten nicht mehr in den Griff bekommen.

Ursachen von Kopfschmerzen und Migräne

Inzwischen kennt heute die Medizin circa 165 verschiedene Kopfschmerzformen. Es gibt vielfältige emotionale, körperliche und umweltbedingte Ursachen zur Entstehung von Kopfschmerzen und Migräne. Doch die Fachleute sind sich nicht einig und vertreten unterschiedliche Lehrmeinungen.

In einem Gutachten im Jahre 1994 schrieb beispielsweise ein bekannter Professor „Gesichert ist die Kenntnis, dass Migräne nichts mit der Halswirbelsäule zu tun hat". Dann belegt allerdings Dr. Strackharn mit einer Vielzahl wissenschaftlicher Daten: „Migräne-Anfälle werden durch akutes Gelenkversagen des Genicks verursacht".

Selbsterforschung

Sie können sich selbst auf die Suche begeben und zum Beispiel ein Kopfschmerztagebuch führen, in dem Sie die Symptomstärke, Begleitsymptome, Auslöser und Auswirkungen mit Angabe des Datums, des Orts und der anwesenden Personen festhalten. Sie können dann immer klarer die genaueren Umstände und Ursachen Ihrer Kopfschmerzen oder Ihrer Migräne erkennen. Diese Dokumentationen führen zu mehr Bewusstheit und können Ihren Selbstbehandlungsprozess wesentlich unterstützen. Im Laufe der Zeit werden Sie vermutlich dann auch mehr auf den Zusammenhang zwischen Körper, Geist und Seele achten.

Im Anfangsstadium meines eigenen Leidensprozesses litt ich während der Woche häufig unter starken Kopfschmerzen und an Wochenenden waren Migräneanfälle fast die Regel. Alles was ich in diesem Kapitel schreibe, beruht grösstenteils auf eigenen Erfahrungen und auf den Beschreibungen von Mit-Leidensgenossen. Wir stellten fest, dass folgende Bedingungen krank machen und unter anderem zu Kopfschmerzen und Migräne führen können. Vielleicht finden Sie die eine oder andere Ursache, die auf Sie zutrifft oder finden auch noch weitere.

- Private Probleme in der Familie oder Partnerschaft
- In einem negativen Umfeld arbeiten müssen
- Mobbing im Betrieb
- Liebloser Umgang seitens des Vorgesetzten oder der Mitarbeiter untereinander
- Unter permanenten Druck arbeiten zu müssen
- Gefühl die Anforderungen im Alltag, Beruf und in der Partnerschaft nicht mehr zu schaffen
- Ängste und Sorgen „runterschlucken"
- nicht gelöste zwischenmenschliche Konflikte im Alltag, Beruf oder in der Partnerschaft
- Vorgeschriebene unsinnige Verhaltensweisen strikt einhalten zu müssen
- Elektrosmog (z.B. Handy, WLAN etc.)
- genmanipulierte Essmittel (Ausdruck „Lebensmittel ist hier nicht gerechtfertigt)
- in der Mikrowelle erwärmtes Essen
- zu wenig Bewegung
- wenig frische Luft
- schlechte Luft oder Zigarettenrauch
- in sauerstoffarmen Arbeitsräumen tätig sein
- Ungesunde Haltung am Computerarbeitsplatz
- Sitzen auf unergonomischen Arbeitsstühlen
- keine Entspannungsmöglichkeit während der Arbeitspausen
- Arbeiten in Großraumbüros
- Lärm, laute Geräusche

- hoher Bluthochdruck
- zuviel Alkohol, Kaffee, Schwarztee
- täglich zu wenig kohlensäurefreies gesundes Wasser trinken
- zu wenig Schlaf bzw. schlechter Schlaf und ...

> Machen Sie selbst Ihre Forschungsreise
> und entdecken Sie die Ursachen
> Ihrer Kopfschmerzen und Migräne.

Das „Danebenleben" kann zu Kopfschmerzen und Migräne führen

Der Diplom-Psychologe Hans-Ulrich Schachtner be-antwortet die Frage: „Warum leiden Menschen unter Kopfschmerzen oder Migräne?"

Antwort:

„Ich bin davon überzeugt, dass wir falsch leben. Unsere Gesellschaft ist stark Yang-geprägt. Die männliche Art ans Leben heranzugehen hat bei uns (in der westlichen Welt) die Oberhand. Das sieht man am An-wachsen von Konkur-renzdenken, an der Vergewaltigung der Natur und an der zunehmenden Unfähigkeit zu leben, an der „Versingelung" unseres Lebens.

Wenn aber der Kopf diktiert, wird der Bauch nicht mehr gefragt. Nur, mit Logik finden wir nicht den Weg zu unserer Bestimmung, unserem Weg im Leben. Das weiß nur unsere Intuition, der „Bauch". Seit den Griechen machen wir den-selben Fehler, unseren Kopf als den „Herrn" in unserer Per-sönlichkeit anzuerkennen. Der wahre Herr (oder die wahre Frau) in uns ist aber der Lebenswille, oder, wie Schopen-

hauer sagt, schlicht, der WILLE. Wenn wir nämlich nicht auf das hören, was wir wollen, sondern nur auf das, was wir MÜSSEN (oder glauben zu müssen), was tun wir dann? Meistens nur das, was man von uns verlangt, 8-14 Stunden am Tag. Und das führt in ein „Daneben leben".

Was kann der Wille tun, wenn es zu weit geht, wenn das Leben kein Leben mehr ist? Er sendet ein Signal. Und weil sich der Wille nun mal ausschließlich in Gefühlten mitteilt (hinter jedem Gefühl ist eine Willensregung), fühlen wir uns zunächst mal schlecht.

Wenn man dieses Signal nun aber nicht dafür nutzt, um sich hinzusetzen und über sich und sein Leben nachzudenken („Was will dieses Gefühl mir sagen?"), sondern sich Ablenkung in Form von Vergnügungen, Alkohol oder Zeitstress sucht, dann meldet sich der Wille - der unser wahres Ich ist, welches „artgerecht" leben können muss, um gesund, fit und fröhlich zu bleiben - mit einem lauteren Signal, dem Schmerz.

Wenn der Körper im großen und ganzen gesund ist, entsteht erfahrungsgemäss der Schmerz im Kopf. Er ist das Signal, das sagt: „Zuviel Kopfsteuerung! Ich, der Wille, Dein wahres Ich, komme zu kurz. Hör nicht dauernd auf fremdes Wollen, sondern auf Dein eigenes!". Leider kann man auch dieses Signal überhören und Kopfschmerztabletten „einwerfen".

Wird der Wille längerfristig übergangen, dann kann Migräne die Folge sein. Wenn das immer noch nicht reicht, greift der Wille sich selbst an, der Mensch erkrankt an irgendeiner ernsthafteren Krankheit. Es gibt also auch eine gute Nachricht beim Kopfschmerz oder Migräne - es ist noch nicht zu spät. Es gibt noch keine körperliche Schädigung. Der Weg ist offen für eine Umkehr ohne Reue.

Das Geheimnis der Linderung von Kopfschmerzen und Migräne durch EE-Klopfen oder ELI-Streicheln

Durch Klopfen oder Streicheln kann sich der Selbstbehandler in Minutenschnelle entspannen, wird ruhiger, gelassener und innerlich friedlicher. Durch diese Art der Entspannung lassen erfahrungsgemäss auch Kopfschmerzen, Migräne und unzählige andere körperliche Schmerzen und emotionale Beschwerden in ca. 3 Minuten nach.

Sich selbst, die momentane Situation, das momentane emotionale oder körperliche Problem zu akzeptieren, so wie es eben JETZT ist, ist eine wesentliche Voraussetzung für einen entspannten und somit gesünderen Zustand.

> Das Hier und Jetzt zu akzeptieren,
> sich annehmen und sich zu lieben
> wie man JETZT eben ist,
> bewirkt Transformation und Heilwerdung!

Alles worunter Sie momentan seelisch oder körperlich leiden, drücken Sie im sog. „Aussöhnungssatz" (Begriff stammt von Hans-Ulrich Schachtner) mündlich aus. Und wenn Sie geübt sind bzw. sich gut konzentrieren können, dann können Sie Ihre Aussöhnungssätze auch mental „sprechen" (wird im Folgenden noch genau erklärt).

Während Ihrer Klopf- oder Streichel-Behandlung können alte belastende Erinnerungen und Bilder hochkommen, an die Sie schon lange nicht mehr dachten. Wenn dies der Fall sein sollte, dann integrieren Sie all das, was zum Vorschein kommen will, nach und nach in Ihre Aussöhnungssätzen. Wichtig ist, offen und ehrlich zu sich selbst zu sein und alles was auftauchen will zuzulassen. Alle Emotionen, die damit einhergehen, dürfen sein. Gefühle von Traurigkeit, Einsamkeit, Ärger, Wut und vieles mehr können befriedet werden, wenn Sie diese Gefühle aussprechen, sich und die Situation akzeptieren und sich währenddessen beklopfen.

Die emotionalen oder körperlichen Belastungen werden nicht, wie beispielsweise beim sogenannten „Positiven Denken" unter den Teppich gekehrt, sondern sozusagen ans Licht geholt. Das Belastende hat keine Kraft mehr, wenn wir es aussprechen und mit unserer Selbstakzeptanz in Verbindung bringen.

Unsere in Worte gefasste Selbstakzeptanz ist stärker als alles Negative. Das ist eines der Geheimnisse der Selbstheilung. Mit dem entscheidenden Satzteil „..., so akzeptiere ich mich - so wie ich jetzt bin - voll und ganz" transformieren Sie nämlich das Belastende und können sich in Minutenschnelle nicht nur entspannter sondern freier, gelassener und wohler fühlen.

> Emotionale oder körperliche Schmerzen
> sind ein Hilferuf unseres Körpers.
> Sie zeigen an, dass der Schmerzgeplagte
> die Richtung in seinem Leben ändern sollte.

Wie sieht die einfache und höchst effektive 3-Minuten-EE-Klopf- und ELI-Heilweise aus?

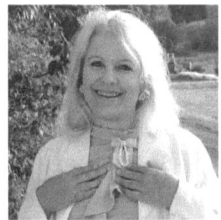

Brust:

Klopfen
oder
Streicheln

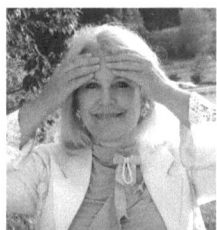

Stirn:

Klopfen
oder
Streicheln

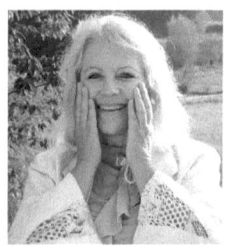

Wange:

Klopfen
oder
Streicheln

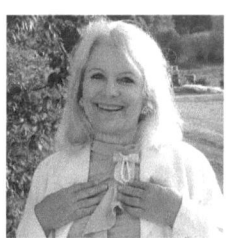

Brust:

Streicheln
oder
Klopfen

Die vier Schritte der EE-Klopf- und ELI-Selbstbehandlung

Hilfesuchende, die sich selbst behandeln oder Dritte, die stellvertretend helfen möchten, bevorzugen die ELI-Heilweise und in bestimmten Fällen - z.B. wenn sie ärgerlich oder wütend sind - das EE-Klopfen.

EE-Klopf- und ELI-Streichelbehandlung besteht aus den folgenden Schritten:

1. Benennen Sie Ihre Kopfschmerzen oder Migräne
2. Bewerten Sie die Stärke Ihrer Schmerzen
3. Formulieren Sie Ihren Aussöhnungssatz
4. Beginnen Sie mit Ihrem Klopfen oder Streicheln an Ihrer Brust
5. Klopfen oder streicheln Sie dann Ihre Stirn, Ihre Wangen und wieder Ihre Brust
6. Legen Sie Ihre Hände auf Ihre Oberschenkel (Handinnenfläche nach Oben)
7. Schliessen Sie Ihre Augen
8. Geniessen Sie den Moment, danken Sie im Inneren Ihren Selbstheilungskräften und Ihrem Schöpfer
9. Atmen Sie mit geschlossenen Augen dreimal tief ein und aus
10. Kommen Sie langsam ins Hier und Jetzt
11. Öffnen Sie langsam Ihre Augen
12. Bewerten Sie Ihre jetzigen Schmerzen
13. Sie können die Klopf- oder Streichelrunden so lange wiederholen bis Sie frei von Ihren Kopfschmerzen oder Migräne sind

Bevor Sie mit dem Klopfen oder Streicheln anfangen, bedarf es einer bestimmten Vorbereitung. Als erstes bezeichnen und bewerten Sie Ihren Schmerz. Dann formulieren Sie den sogenannten Aussöhnungssatz. Erst danach sprechen Sie diesen Satz dreimal (oder einmal) und während Sie sich beklopfen oder streicheln.

1. Schritt: Schmerzbezeichnung

Anfänger sind häufig deshalb weniger erfolgreich, weil sie zu allgemein bleiben und die Schmerzstelle nicht genau angeben. Es ist wichtig, dass Sie Ihren Schmerz so exakt wie möglich bezeichnen und die Stelle, an welcher der Schmerz sitzt, mit eigenen Worten so genau wie möglich benennen. Sie sind dann besser konzentriert, d.h. fokussiert auf das Thema und die Stelle an Ihrem Körper. Sie sind gedanklich nicht abgelenkt.

Sie können kreativ sein und Ihren Schmerz so beschreiben, als würden Sie ein Bild beschreiben. Sie können angeben, wo sich der körperliche Schmerz genau zeigt, welche Qualität oder welche Farbe der Schmerz hat (*z.B. „...ziehender Kopfschmerz an meiner linken Schläfe", „stechender Schmerz...", „... mein Kopfschmerz so groß wie ein schwarzer Felsen"*).

Je konkreter Sie die Stelle und die Qualität Ihres Kopfschmerzes oder Ihre Migräne beschreiben können, desto besser. Sie konzentrieren sich dadurch intensiver auf Ihr Behandlungsthema. Durch Ihre Fokussierung schaffen Sie die Voraussetzung für gezielte Heil-Energiezuführung. Sie wissen: „Worauf Sie sich konzentrieren, da fließt die Energie hin".

2. Schritt: Schmerzeinschätzung

Sie schätzen die Höhe Ihrer Kopfschmerzen bzw. Ihrer Migräne zwischen „0" und „10" ein. Der Wert „0" besagt, dass Sie keinerlei Schmerzen haben und der Wert „10", dass Sie den Schmerz gar nicht mehr aushalten können.

Schmerzwert „0" = kein Schmerz
Schmerzwert „10" = Schmerz ist nicht auszuhalten

Ein ungefähres Einschätzen reicht vollkommen aus. Ihr erster Gedanke hilft Ihnen, den Schmerz spontan einschätzen zu können.

Manche extrem kopfschmerzgeplagte Menschen geben Ihren Schmerzwert auch über „10" an. Alles ist erlaubt.

Wichtig ist, dass Sie Ihren Körper und Ihren Schmerz so wahrnehmen, wie es für Sie eben gerade im Moment ist. Es gibt keine richtige oder falsche Einschätzung.

3. Schritt: Aussöhnungssatz

Die Formulierung und das Aussprechen des Aussöhnungssatzes sind sehr wichtig. Dies gilt insbesonders für Anfänger, damit sie sich besser konzentrieren und einlassen können. Ein Anfänger ist erfahrungsgemäss in seiner Selbstbehandlung erfolgreicher, wenn er den Aussöhnungssatz mit positiver Energie laut ausspricht.

In der Regel wird im ersten Teil des Satzes das Problem ausgedrückt und im 2. Teil dessen Akzeptanz. *„Auch wenn ich (Problem/Schmerz) habe, so liebe ich mich so wie ich bin"* oder *„Auch wenn ich (Problem/Schmerz) habe, so akzeptiere ich mich vollkommen und ganz"* oder *„Auch wenn ich (Problem/Schmerz) habe, so nehme ich den momentanen Zustand so an, wie er eben ist".* Experimentieren Sie einfach mit den Formulierungen und wählen Sie eine, die sich für Sie stimmig anfühlt.

Hilfesuchende, die schon viele Jahre Erfahrungen in Meditation haben, wollen erfahrungsgemäss während ihres Selbstheilungsprozesses nicht laut sprechen. Sie können sich rasch fokussieren und haben auch wortlos erstaunliche Heilungserfolge.

4. Schritt: 3-Minuten-EE-Klopfen oder ELI-Heilweise

Nun geht's weiter mit dem Selbstbehandlungsschritten wie auf Seite 17 (5-13) bereits dargestellt.

5. Klopfen oder Streicheln an Ihrer Brust
6. Klopfen oder streicheln Sie dann Ihre Stirn, Ihre Wangen und wieder Ihre Brust
7. Legen Sie Ihre Hände auf Ihre Oberschenkel (Handinnenfläche nach Oben)
8. Schliessen Sie Ihre Augen
9. Geniessen Sie den Moment, danken Sie im Stillen Ihren Selbstheilungskräften und Ihrem Schöpfer
10. Atmen Sie mit geschlossenen Augen dreimal tief ein und aus und spüren
11. Kommen Sie langsam ins Hier und Jetzt
12. Öffnen Sie in allmählich Ihre Augen
13. Bewerten Sie Ihre jetzigen Kopfschmerzen bzw. Migräne

Wenn Sie noch nicht schmerzfrei sind, dann können Sie sich weiterbehandeln, so lange wie Sie Lust dazu haben. Klopfen oder streicheln Sie wiederum wie bisher und sagen z.B.: *„Auch wenn ich meine Kopfschmerzen an meiner rechten Schläfe noch etwas spüre, so akzeptiere ich mich und meine Situation so, wie sie momentan ist"*. Behandeln Sie sich bis Ihr Kopfschmerz oder Migräne verschwunden oder zumindest spürbar vermindert ist.

Klopf- und Streichel-Selbstbehandlungsablauf auf einen Blick

1. Beschreiben Sie Ihren Schmerz in einem Satz.

Beispiel: Ich habe jetzt pochende Kopfschmerzen an meiner rechten Schläfe.

2. Schätzen Sie die Höhe Ihres Schmerzwertes ein.

Beispiel: „9".

3. Formulieren Sie Ihren Aussöhnungssatz.

Beispiel: *„Auch wenn ich pochende Kopfschmerzen an meiner rechten Schläfe habe, so akezptiere ich mich vollkommen und ganz!"*

4. Wenden Sie ELI-Streicheln oder EE-Klopfen an.

Beispiel: Sprechen Sie jeweils dreimal Ihren Aussöhnungssatz, wenn Sie sich behandeln. Sie legen dabei Ihre beiden Hände auf die Brust und streicheln sich mit kreisenden Bewegungen. Dasselbe wiederholen Sie dann an Ihren Schläfen und Ihren Wangen. Zum Schluss streicheln Sie dann wieder Ihre Brust. Oder Sie beklopfen die erwähnten Stellen. Sie entscheiden welche Heilweise Ihnen gut tut. Wenn Sie sich lieber einseitig behandeln möchten, dann experimentieren Sie einfach damit.

5. Atmen Sie hinterher dreimal tief ein und aus.

Erfahrungsgemäss ist die tiefe Ein- und Ausatmung wirkungsvoller, wenn Sie Ihre Augen dabei schliessen. Ein tiefer Seufzer befreit Belastungen.

5. Bewerten Sie erneut die Intensität Ihres Problems.

Beispiel: „4".

Obrigkeitsgläubige Menschen und sehr ängstliche Menschen sind abhängig von der Klopf-Langform-Technik

Sehr obrigkeitsgläubige oder sehr ängstliche Menschen können erfahrungsgemäß nicht glauben, dass eine wirksame Selbstbehandlung weder von bestimmten Klopfpunkten (auch Meridian-Punkte genannt) noch von einer bestimmten Klopf-Technik abhängig ist. Diese Menschen brauchen genaue Vorgaben, mehr Führung und unter Umständen sogar langwierige und komplizierte Klopf-Prozeduren (z.B. Klopf-Langformtechnik) angeleitet durch sogenannte Klopf-Therapeuten oder Klopf-Kursleiter/Trainer. Doch nicht jeder unter ihnen ist wirklich kompetent! Wußten Sie, dass sich in Deutschland jeder von heute auf morgen Klopf-Therapeut nennen und als solcher Geschäfte machen darf?

Im folgenden sehen Sie eine „exaktere" Vorgehensweise, die Sie auch an sich selbst ausprobieren können, entweder mit einer Hand oder mit Ihren. Vielleicht kennen Sie auch Chi Gong, dann ist Ihnen diese Art der Energetisierung durch Sich-Beklopfen ohnehin bekannt. Sie können z.B. zuerst Ihre Handkante (und nicht Ihre Brust) beklopfen, dann geht's weiter zum Anfang Ihrer Augenbrauen, dann seitlich Ihrer Augen, dann unter dem Auge, dann zwischen Nase und Mund, dann am Kinn, dann in der Nähe Ihres Schlüsselbeins, dann unter dem Arm und evtl. wenn Sie mögen auch unter Ihrer Brust (sh. Bilder auf Seite 23).

Sie können auch andere Körperstellen stimulieren (z.B. Oberschenkel, Waden etc.). Manche Klopf-Kursleiter empfehlen auf den Kopf zu klopfen, was sich für mich nicht stimmig anfühlt. Wußten Sie, dass in Thailand das Berühren des Kopfes als etwas sehr Ungünstiges gilt?

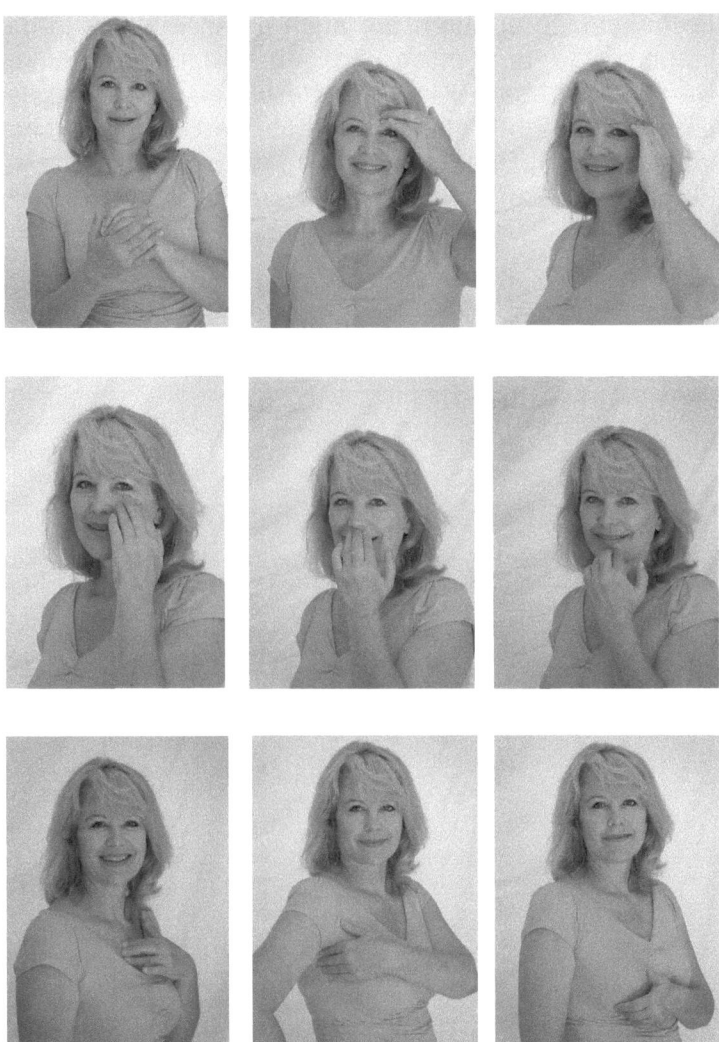

Das Wichtigste für eine erfolgreiche Selbstbehand-
lungsreise ist, dass Sie diese gerne tun und Freude
am Experimentieren haben. Die meisten Hilfesuchenden, die ich begleiten durfte, bevorzugen das beidsei-
tige Sich-Selbst-Streicheln.

23

Im Anschluss erhalten Sie auch einen Einblick in die komplizierte und erfahrungsgemäss für den Alltag wenig brauchbare Klopf-Langform-Technik. Der besseren Übersichtlichkeit wegen stellte Diplom-Psychologe, Hans-Ulrich Schachtner, das folgende Schema für die Klopf-Langform-Technik zusammen.

Die Klopf-Langform-Technik auf einen Blick

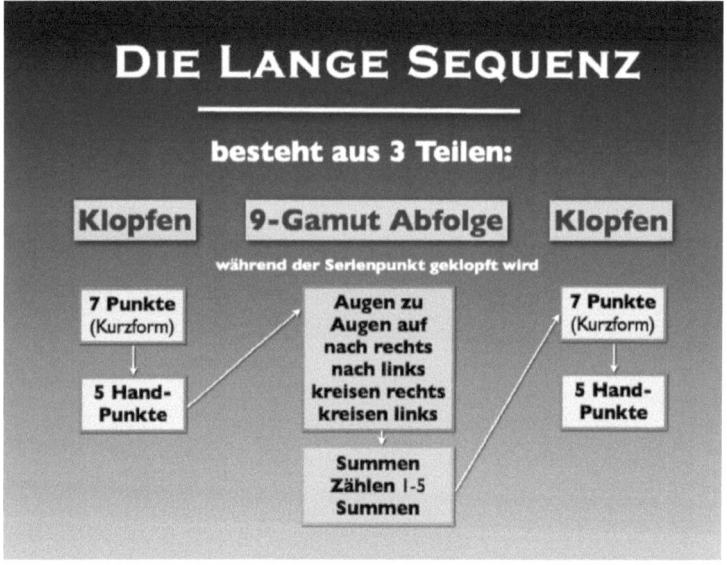

An dieser Stelle verzichte ich auf die genaue Ablaufbeschreibung dieser langen Klopfsequenz. Zum einen, weil sie für den Selbstanwender im Alltag nicht brauchbar ist (zu kompliziert und zu zeitaufwändig) und auch nicht nötig ist. Zum anderen weil Sie die detaillierte Beschreibung und Fotos in meinem Buch „Das Geheimnis der Klopftechniken EFT und MET wird enthüllt!" finden.

Einige Hintergrundinformationen

In der Regel empfahlen Autoren von Klopf-Büchern oder Klopf-Kursleiter primär die komplizierte Langform-Technik. Verschiedene Klopf-Vertreter behaupteten, dass es zu Beginn der Klopf-Behandlung wichtig sei, die sogenannte Atemgleichgewichtsübung und/oder das Thymusklopfen voranzustellen.

In Wahrheit gibt es im Klopf- und Streichel-Selbstbehandlungsbereich keine Regeln und Techniken, die Sie beachten müssten. Inzwischen sind die ursprünglichen Klopf-Langform-TECHNIKER oder obrigkeitsgläubigen Klopf-Therapeuten auch offener und freier geworden. Sie erkannten, dass weder bestimmte Meridian-Energie-Punkte (auch Klopf-Punkte genannt) noch eine bestimmte Klopf-Langform-Technik entscheidend sind für eine erfolgreiche Behandlung von Kopfschmerzen oder Migräne! Ausserdem ist im Alltag diese Technik auch nicht praktikabel.

Aus meiner Erfahrung will es der Anwender einfach, schnell erlern- und leicht durchführbar. Zusätzliche Klopf-Punkte und komplizierte Klopf-Langform-Techniken, wie vorhin erwähnt, sind aufgrund meiner tausendfachen Erfahrungen im internationalen Bereich für eine Heilung überhaupt nicht notwendig.

Meine Studien ergaben, dass Hilfesuchende oftmals überfordert sind mit komplizierten Klopf-Langform-Techniken und dass ihnen diese auch zu zeitaufwändig sind. Sie erwähnten auch, dass sie lieber die EE-Klopfweise anwenden und dabei schnell erstaunliche Erfolge hätten.

> Für eine erfolgreiche Durchführung sind keine exakten Klopftechniken vonnöten!

Fallbeispiel aus der Praxis

Ich bin nicht obrigkeitsgläubig und deshalb habe ich ein selbstfabriziertes EE-Klopfen. Diese Klopfweise setzt sich zusammen aus meinen „AHA-Erlebnissen", die ich in den vergangenen Jahrzehnten machen durfte in verschiedenen Aus-und Fortbildungsmaßnahmen im energetischen Bereich. Beispielsweise waren es „AHA-Erlebnisse" während einer AIKIDO-Ausbildung oder während einer Intuitionsschulung bei Dr. Hasselmann oder während eines speziellen Yoga-Meditationstrainings und meditationsgeleiteten Kochkurses im Shivananda-Yoga-Zentrum und in vielen anderen energetisch orientierten Kursen wie beispielsweise in Facial-Harmony-Intensiv-Ausbildungen bei zwei Australierinnen.

✪ Meine allerersten Erfahrungen in der Selbstbehandlung von Kopfschmerzen und Migräne durch das von mir „zusammengebastelte" Klopfen (= EE-Klopfen) machte ich zuerst bei mir selbst und dann bei meiner Mutter. Die Ergebnisse überraschten mich und auch meine Mutter sehr, da bereits nach ca. drei bis fünf Minuten die alltäglichen stressbedingten emotional oder körperlich bedingten Schmerzen wie weggeblasen waren.

Diese Art der Schmerzbefreiungen waren für uns wie ein Wunder, was wir uns nicht erklären konnten. Diese beeindruckenden Erlebnisse machten mich neugierig. Ich wollte unbedingt herausfinden was das Entscheidende bei dieser Art der Selbstbehandlung ist und machte mich auf die Reise, um die GEHEIMNISSE der SELBSTHEILUNG und HEILUNG herauszufinden.

Ich sprach vor allem in thailändischen Wellness-Spas und Heilzentren - in denen ich mich oft während der Wintermonate aufhalte - Menschen an, bei denen ich den Eindruck hatte, dass sie unter Kopfschmerzen oder anderen körperlichen bzw. emotionalen Beschwerden leiden. Diesen Mitmenschen bot ich mein kleines „Entspannungsspiel" an. Auch bei diesen Schmerzgeplagten trat die bemerkenswerte Linderung bereits nach einer einzigen 3-Minuten-EE-Klopf- oder ELI-Selbstbehandlungsrunde ein!

Während meiner mehrjährigen Forschungsreise traf ich auf Hilfesuchende, die nach Unterstützung mit energetischen Verfahren suchten. Darunter waren auch Klopf-Interessierte, die mir ihre Erfahrungen, Sorgen und Nöte im Klopf-Bereich mitteilten.

Ein Praxisbeispiel aus dem Jahr 2004:

✪ Eine Mutter aus dem oberbayerischen Raum wandte sich an eine Klopf-"Therapeutin", die ihrer 18jährigen Tochter helfen sollte. Die Tochter litt seit über einem Jahr an starker Migräne, konnte deswegen nicht regelmässig in die Schule gehen und war während der Woche die meiste Zeit zuhause.

Die „Therapeutin" forderte pro Behandlungsstunde 100 €. Die Mutter war in finanziellen Engpässen und leihte sich das Geld von der Bank aus. Von Sitzung zu Sitzung wurde jedoch das Leiden der Tochter belastender. Die Migräneanfälle wurden häufiger. Die Tochter und auch die Mutter hatten nach vier Behandlungsstunden keine Hoffnung mehr. Beide waren enttäuscht vom Klopfen und von der Klopf-"Therapie". Nach vier Stunden brach die Tochter die Therapie ab. Mehr als 400 € konnte die Mutter auch nicht aufbringen.

Die Mutter wußte nicht, dass Begriffe wie „Therapeut" sowie „Klopf-Therapeut" oder Psychologe in Deutschland gesetzlich nicht geschützt sind und somit jeder Laie sich so nennen darf. Sie war unerfahren und hatte keinerlei Kenntnis darüber, dass grundsätzlich jeder und somit auch jeder Sachunkundige Klopf-Kurse oder Klopf-Therapiestunden anbieten kann und dafür soviel Geld verlangen darf, wie er oder sie will.

Zufälligerweise lernte ich die Mutter in einem meiner Erlebnis-Vorträge kennen. Eine Vortragszuhörerin litt damals seit vielen Jahren an Kopfschmerzen und sehr häufig an Migräne. Ihre heftigen Kopfschmerzen verspürte sie am Tag des Vortrags und auch bis zu Beginn der Behandlung im Vortrag. Sie war einverstanden, mit mir vor der Gruppe arbeiten. Diese Demonstration der EE-Klopf-Selbstheilungsweise überraschte nicht nur sie sondern alle Anwesenden.

Nach ein paar Selbstanwendungen mit der EE-Klopfweise verschwanden die intensiven Schmerzen. Zu Beginn lagen Sie bei „10" und nach nur zwei Behandlungsrunden (ca. 6 Minuten) beim Wert „0". Nach der Behandlung meldete sich die Mutter zu Wort und äusserte, dass sie nun wieder Hoffnung habe und unbedingt mit ihrer Tochter zusammen die wesentlichen Kenntnisse für eine erfolgreiche Selbstbehandlung von mir erlernen möchte.

Was haben wir, die schmerzgeplagte Vortragszuhörerin und ich, gemacht? Wir gingen mental an die Stelle der Kopfschmerzen, nahmen diesen als Teil von uns an und bejahten uns voll und ganz. Dadurch können wir Schmerzen lindern oder sogar in bestimmten Fällen ganz auflösen (Ich arbeite stets mit in meinen Demonstrationen).

Die meisten von uns wären höchstwahrscheinlich überfordert, wenn man ihnen sagen würde, dass Schmerzlinderung und Schmerzbefreiung durch Bejahung/
Selbstakzeptanz/Selbstliebe, Zuversicht und Offenheit,
behandelbar sei. Schließlich glaubt man eher an das
Sichtbare und Greifbare als an das Unsichtbare. Dies
wird vermutlich auch einer der Gründe sein, dass viele
schmerzgeplagte Menschen der ärztlichen Behandlung
durch Spritzen, Tabletten oder Rückenoperationen etc.
gegenüber offener sind.

Wir könnten mit dieser EE-Klopf- oder ELI-Heilweise unsere Kopfschmerzen und Migräne selbst erfolgreich behandeln. Doch warum fällt dies noch relativ vielen Menschen schwer?

Der Grund liegt größtenteils an unseren hinderlichen
Glaubenssätzen, die sehr fest in uns gespeichert sind.
Einschränkende Glaubenssätze wie zum Beispiel *„Kopfschmerzen bekommt nur weg durch Kopfschmerztabletten"* oder *„Auf so einfache Weise können die Kopfschmerzen doch nicht weggehen"* oder *„Durch Klopfen
können doch Kopfschmerzen nicht behandelt werden!"*
oder *„Es ist nicht möglich, dass ich in Minutenschnelle
durch Klopfen oder Streicheln loswerden kann"*.

Funktioniert das Klopfen oder Streicheln immer hundertprozentig?

Es kann auch manchmal der Fall eintreten, dass Ihre
Kopfschmerzen oder Migräne durch Klopfen oder Streicheln nicht gelindert bzw. transformiert werden können.
Dies kann an verschiedenen Faktoren liegen. Zum einen
kann es sein, dass Sie Ihren Aussöhnungssatz zu global,
d.h. zu allgemein, formuliert haben. Seien Sie deshalb so
präzise wie möglich in der Formulierung Ihres Aussöh-

nungssatzes (z.B. *„Auch wenn ich jetzt meine Kopf-schmerzen an der linken Schläfe habe..."*) und spüren Sie nach, ob sich der Satz für Sie stimmig anfühlt!

Oder Sie probieren einen erweiterten Aussöhnungssatz aus. Dieser könnte beispielsweise so lauten: *„Obwohl ich glaube, dass es einen guten Grund gibt, diese Kopf-schmerzen nicht loszulassen, so liebe und akzeptiere ich mich voll und ganz".* Manche Hilfesuchenden sind der Meinung, dass es ihnen ganz recht geschieht, dass sie Kopfschmerzen haben. Dies könnte ein möglicher Grund dafür sein, dass Sie durch Klopfen oder Streicheln Ihre Kopfschmerzen oder Migräne nicht loslassen können bzw. wollen. Dann könnten Sie z.B. den Aussöhnungs-satz wählen: *„ Obwohl ich glaube, dass ich es nicht ver-dient habe frei von Kopfschmerzen zu sein, so liebe und akzeptiere ich mich voll und ganz".*

Vielleicht ist Ihnen ein anderer Satz lieber wie *„Obwohl ich nicht glaube meine Kopfschmerzen durch Klopfen (oder Streicheln) lindern zu können, akzeptiere ich mich so wie ich bin".* Eine andere Möglichkeit wäre: *„Auch wenn ich nicht glauben kann, meine Migräne durch Klop-fen (oder Streicheln) vollständig überwinden zu können, so liebe und akzeptiere ich mich voll und ganz".*

Weitere Gründe für ein nicht erfolgreiche Selbstbehand-lung könnten Gifte sein wie z.B. Elektrosmog durch Han-dy, WIFI, Kaffee, Alkoholkonsum, weisser Zucker, fette Speisen, genmanipulierte Nahrung wie Reis, Tofu oder Mais u.a. Eine Teilnehmerin meines Selbstheilerkurses hatte in der Mittagspause einen fetten Fisch gegessen und bekam anschliessend starke Kopfschmerzen davon. Nach der Mittagspause wollte sie, dass ich vor der Grup-pe mit ihr zusammen ihre Kopfschmerzen bearbeite. Der Aussöhnungssatz lautete: *„Obwohl ich fetten Fisch ge-*

gessen habe und jetzt unter Kopfschmerzen leide, liebe und akzeptiere ich mich voll und ganz". Dieser Satz ist eine Notlösung, da es sinnvoller ist, sich von vorneherein keine schädlichen Gifte einzuverleiben.

Sie können Verschiedenes ausprobieren, um Ihre Selbstbehandlung mit Klopfen oder Streicheln wirkungsvoller zu gestalten. Vielleicht haben Sie Lust, Ihre Körperhaltung, Ihren Gesichtsausdruck und/oder Ihre Sprechweise zu verändern. Sie könnten zum Beispiel lächeln und mit freundlicher Stimme den Aussöhnungssatz melodisch aussprechen. Damit könnten Sie erfahrungsgemäß die Wirkung des Aussöhnungssatzes positiv beeinflussen. Ganz gleich - ob im Sitzen, Stehen oder Liegen - entscheidend für Ihr erfolgreiches Tun ist, dass Sie sich selbst gerne streicheln oder beklopfen.

> Akzeptieren Sie was ist,
> erst dann kann Veränderung geschehen.

Mehr Erfolg durch intuitives Vorgehen

Durch intuitives Vorgehen können Sie den entscheidenden Punkt herausarbeiten, der der Auslöser für Ihre Kopfschmerzen bzw. Migräne ist. Wenn Sie offen für Neues und unvoreingenommen sind, dann kann Ihre Intuition leichter fließen. Sie lassen Ihren Gedanken freien Lauf und integrieren diese in Ihren Behandlungsprozess.

Anfangs kann es sein, dass Sie Ihrer Intuition nicht besonders trauen und vielleicht doch nicht Ihre aufkommenden Gedanken, Gefühle und Bilder in Ihren Aussöhnungssätzen entsprechend zum Ausdruck bringen. Erfahrungsgemäss dauert es nicht lange, dass Sie mutiger werden, mehr Vertrauen sich selbst gegenüber entwickeln und immer spielerischer und somit intuitiver Ihre Kopfschmerzen oder Migräne bearbeiten.

Erfolgreicher mit stimmigen Aussöhnungssätzen

Wenn Sie mit Freude Ihre Aussöhnungssätze sprechen und währenddessen sich auf die einfache Klopf- oder Streichelweise einlassen, dann werden Sie merken, dass Sie sich immer mehr entspannen und Ihre stressbedingten Kopfschmerzen „dahinschmelzen" wie Eis in der Sonne.

Folgende Formulierungen sind eine Auswahl von Aussöhnungssätzen, die leidgeprüfte Kopfschmerzgeplagte während Ihrer energetischen Selbstbehandlung verwendeten. Sie veranschaulichen, dass sich hinter Kopfschmerzen auch emotionale Gründe verbergen können und diese verursacht haben.

„Auch wenn ich sauer bin auf ..., weil..., so nehme ich mich an wie ich bin".

„Auch wenn ich wütend bin, weil ...., so akzeptiere ich diese Situation".

„Auch wenn ich wütend bin über..., wähle ich es zu akzeptieren wie ich mich fühle".

„Auch wenn ich Angst habe verlassen zu werden, so bin ich voller Zuversicht und nehme mich voll an".

32

„Auch wenn ich überrascht bin, wie wütend ich mich gegenüber... fühle, so vergebe ich mir und befreie mich von der Wut".

„Auch wenn ich mich durch ... unter Druck gesetzt fühle, so akzeptiere ich mich so wie ich bin".

„Auch wenn ich mich unter Druck setzen ließ, so liebe ich mich vollkommen und ganz".

„Auch wenn ich keine Anerkennung und Wertschätzung von ... bekam, liebe und akzeptiere ich mich vollkommen und ganz".

„Auch wenn ich meine, dass ich nicht liebenswert bin, so akzeptiere ich mich so wie ich bin".

„Auch wenn ... mich vor den Anderen anbrüllte und ich mich zutiefst schämte, so weiss ich, dass es vorbei ist und ich meinen Weg gehen kann".

„Auch wenn ich mich gegen die Kontrolle durch ... bisher auflehnte, wähle ich es jetzt weicher zu werden und mich und ... zu akzeptieren so wie wir sind".

„Obwohl ich diese Migräne momentan habe, ich mich hilflos wegen meiner Migräne fühle und ich nicht alles zur Zufriedenheit erledigen kann, so liebe ich mich vollkommen und ganz".

„Auch wenn ich zur Zeit voller Angst und Sorgen bin und meine Migräne mich plagt, so nehme ich die jetzige Situation an und bin offen für Veränderung".

„*Auch wenn ich nach wie vor einen Zorn verspüre gegen-über..., so vergebe ich uns beiden und wähle ein harmonisches Leben mit...*".

„*Auch wenn ich diese schrecklichen Kopfschmerzen jetzt habe und ich meinem Partner lieblos behandelte, verzeihe ich mir und bitte mental meinen Partner um Verzeihung und liebe mich so wie ich bin*".

„*Auch wenn ich das Leiden meines Sohnes nicht verhindern kann und mich deshalb die Kopfschmerzen plagen, so nehme ich dies voll und ganz an*".

„*Obwohl ich in den letzten Tagen sehr gehetzt war und keine Zeit für mich hatte, so nehme ich diese Situation an und bin voller Zuversicht, dass ich wieder mehr Ruhe finden werde*".

„*Obwohl ich mich darüber ärgere, dass ich mit meiner Migräne nicht zurecht komme, so akzeptiere ich mich vollkommen und ganz*".

„*Obwohl ich mich schuldig fühle, keine Zeit für meinen Mann, meinen Kindern und für meine Eltern zu haben, so nehme ich so an wie ich mich jetzt fühle.*

> Sie sind ein erfolgreicher Selbstbehandler, wenn Sie Ihre Behandlung mit Freude durchführen.

Was kann während Ihrer Selbstbehandlung passieren?

Während Ihrer Selbstbehandlung kann es passieren, dass plötzlich Gedanken, Bilder und neue Aspekte auftauchen. Stellen Sie sich bitte folgendes Bild vor: Sie wurden in Ihrer Vergangenheit in verschiedenen Situationen seelisch verletzt. Das Lösen eines tiefsitzenden Problems ist, bildlich gesprochen, gleichzusetzen mit dem Schälen einer Zwiebel. Nachdem Sie ein Problemthema – eine Schicht – gelöst haben, kommt die nächste, darunter liegende zum Vorschein bis Sie zur letzten Schicht (= „Kernproblem") gelangen.

Erfahrungsgemäss mag aus verschiedenen Gründen nicht jeder Selbstanwender so tief in den Selbstheilungsprozess einsteigen. Sie fühlen sich einerseits verunsichert durch komplizierte Klopf-Techniken oder andrerseits überfordert von der Komplexität Ihres emotionalen Problems, das hinter ihren Kopfschmerzen oder ihrer Migräne verborgen liegt. Hören Sie auf Ihre Intuition, denn diese ist Ihr bester Ratgeber. Auch wenn so mancher Klopf-Autor oder Kursleiter was anderes behaupten sollte.

Klopfen ist nicht Alles!

Wenn jemand zum Beispiel an chronischen Kopfschmerzen leidet, dann kann es sein, dass er/sie trotz Klopf-Anwendung keine Beschwerdefreiheit verzeichnen kann. Es kann gut sein, dass sich derjenige quasi lebenslang selbst behandelt und trotzdem nie schmerzfrei wird. Dafür gibt es verschiedene Gründe (z.B. Medikamentenabhängigkeit, Vergiftungen oder chronische Entzündungen im Körper). Klopfen ist eben nicht alles!

Das Klopfen ist kein Allheilmittel, auch wenn manche dies so darstellen! Wenn es sich um chronische bwz. komplexe Leiden oder um lebenskritische Themen handelt, dann braucht der Hilfesuchende mehr als nur eine bestimmte Klopf-TECHNIK!

An dieser Stelle sei erwähnt, dass manche Klopf-Therapeuten (oftmals selbsternannte!!) oder Kursleiter das Klopfen überschätzen oder unqualifizierte Versprechungen abgeben und letztlich so manchen Hilfesuchenden enttäuschten.

Deshalb empfehle ich Ihnen zu Ihrer eigenen Sicher-heit: Konsultieren Sie bitte bei akuten und chronischen Kopfschmerzen oder bei anhaltenden Kopfschmerzen (länger als 2 Tage) einen ganzheitlich und spirituell orientierten Arzt auf. Bitte beachten Sie diese Vorsichtsmassnahme, weil Kopfschmerzen und Migräne durch viele Faktoren begründet sein können. Es könnten beispielsweise akute oder chronische Entzündungen und in seltenen Fällen auch eine Krebserkrankung vorliegen.

Lassen Sie feststellen, ob der Kopfschmerz möglicherweise eine ernst zu nehmende Krankheit (z.B. Bluthochdruck) als Ursache hat. Wußten Sie, dass durchschnittlich jeder 2. in Deutschland Bluthochdruck hat und sich dessen nicht bewußt sind und dann plötzlich vom Herzinfarkt „überrascht" werden? Wollen Sie Ihre Kopfschmerzen oder Migräne selbstverantwortlich behandeln? Dann könnten Sie z.B. eine 24-Stunden-Blutdruckmessung incl. Aufzeichnung durchführen sowie ein „Kopfschmerz-Tagebuch" schreiben.

Des weiteren gibt es auch Kopfschmerzen bei Gefäß- und Gehirnerkrankungen oder nach Schädelverletzungen. Eine Blutarmut, Schilddrüsenunter- oder Überfunktion oder Infektionen uvm. könnten vorliegen. Ferner könnten Migräne oder Dauerkopfschmerzen medikamentenbedingt sein. Ebenso könnten spezielle Medikamente Kopfschmerzen auslösen (z.B. Mittel zur Potenzsteigerung, Pille).

Abschließend möchte ich noch darauf hinweisen: Herr Dr. Batmanghelidj erkannte, dass häufig wiederkehrende Schmerzen generell ein Warnzeichen für einen Austrocknungsprozess sein können. Trinken Sie deshalb präventiv und entsprechend Ihres Körpergewichts die richtige Menge an gesundem kohlensäurefreiem Wasser.

Auch könnte Ihre Gehweise die Ursache bzw. eine Mitursache für Ihre Kopfschmerzen sein. Wenn Sie hierzu mehr Informationen wünschen und Ihre Gehweise gesundheitsfördernd gestalten möchten, dann könnte die KongressDVD von Dr. med. Peter Greb (www.HeilungundGesundheit.de) was für Sie sein.

Kopfschmerzen oder Migräne können oft die Folgen liebloser Kommunikation sein

Laut Statistik soll in den vergangenen zehn Jahren die Anzahl der an Migräne oder Kopfschmerzen Leidenden dramatisch zugenommen haben. Wissenschaftler rätseln und können die konkreten Ursachen nicht bestimmen. Auch wir können rätseln. Sind es die zunehmenden Handystrahlen, die genmanipulierten und/oder in der Mikrowelle erhitzte Essensmittel, der zunehmende berufliche und private Druck mit der einhergehenden lieblosen Umgangsweise und der damit verbundenen zwischenmenschlichen Klimaverschlechterung oder..?

Vielleicht haben Sie auch die Erfahrung gemacht, dass Sie Kopfschmerzen oder Migräne bekamen, wenn mit Ihnen lieblos umgegangen wurde oder dass Sie mit Ihren Nächsten gestritten bzw. ungelöste Konflikte hatten. Meiner Erfahrung nach spielt der lieblose Umgang untereinander eine ganz entscheidende Rolle für unseren eigenen Gesundheitszustand, der sich letztlich auch auf unsere Nächsten auswirkt.

Sie wissen vermutlich: „Wir sind alle miteinander verbunden!". Wenn es meinen Nächsten nicht gut geht, dann geht es auch mir nicht gut und umgekehrt. Dies spüren wir am besten, wenn wir einen Menschen sehr lieben. Wenn dieser leidet unter Kopfschmerzen oder Migräne, so fühlen wir dies als liebende Menschen und möchten am liebsten, dass es ihm gut geht.

Eine sinnvolle Unterstützung für uns und unsere Nächsten ist, wenn wir uns tagtäglich auf einfache Weise innerhalb von wenigen Minuten entspannen würden und dadurch zur inneren Ruhe und Gelassenheit gelangen. Das sind wesentliche Voraussetzungen, um in alltäglichen, beruflichen und privaten stressigen Lebenssituationen mit den Beteiligten wohlwollender kommunizieren zu können.

Wenn Sie durch EE-Klopfen oder ELI-Streicheln innerhalb von ca. 3 Minuten in Ihre Mitte gelangen, dann bleiben Sie in Ihrer Kraft und sind stress-resistenter. Sie sind dann auch vermutlich achtsamer und liebevoller im Umgang mit sich selbst und Ihren Nächsten. Das ist die Grundlage für ein besseres zwischenmenschliches Miteinander, was wiederum generell zur zwischenmenschlichen Klimaverbesserung und Heilung im Sinne einer Ganzwerdung beitragen würde.

Haben Sie auch die Erfahrung gemacht, dass Ihre Kopfschmerzen bzw. Ihre Migräne sehr wohl auch mit Ihrem und den Ihrer Mitmenschen äusserem Kommunikationsverhalten zu tun haben?

Wollen Sie in belastenden Situationen nicht mehr in Ihre alten Verhaltensmuster fallen sondern souverän und leichter in der Mitte bleiben und damit die beste Grundlage für heilsame innere und äussere Kommunikation im Alltag, Beruf und in der Partnerschaft legen? Wollen Sie Ihre Umgangsweise zum Wohle aller verbessern sowohl Gottes Schöpfung (Mensch, Tier und Umwelt) wertschätzend behandeln und damit Ihren Beitrag zur Ganzwerdung (= Heilung) beitragen?

Wenn ja, dann könnte das Lebensarbeitsbuch „Frech, aber unwiderstehlich! Der Magische KommunikationsStil: Mehr Charme, Witz und Weisheit im Alltag, Beruf und in der Liebe" und die HörbuchCD „ROTE KARTE. Du bist durchschaut. Das Geheimnis der 6 Klingelknöpfe" was für Sie sein. Weitere Informationen hierzu finden Sie das Kapitel auf Seite 49 „Weiterlernen im Klopf- und Kommunikationsbereich" und in www.MagSt.info sowie www.HarmonyBalance.de.

Eine liebevolle Kommunikationsweise
im Innen (= SELBSTLIEBE)
und im Aussen (= NÄCHSTENLIEBE)
sind die natürlichen, kostenlosen,
höchst effektiven,
tiefenwirksamen und dauerhaften HEILMITTEL.

Schlussbemerkungen

Wußten Sie, dass die Einnahme von Schmerz- und Migränemitteln zu Dauerkopfschmerzen führen können? Gott sei Dank gibt es Ärzte, die bereits erkennen, dass Akupunktur das sympathische Nervensystem und damit die Durchblutung positiv beeinflusst was wiederum sich positiv auf die Linderung der Kopfschmerzen auswirkt.

Jahrzehntelang wurde die Akupunktur von bestimmten Schulmedizinern belächelt und bekämpft. Dr. Strackharn machte gewisse Erfahrungen mit dem Vertreter der Deutschen Kopfschmerz- und Migränegesellschaft und erkannte: „Wer in Deutschland was Neues macht und nicht zum Establishment (einflußreiche Persönlichkeiten) gehört oder dorthin Verbindungen hat oder dorthin nicht gehören möchte, wird erst einmal niedergehalten".

Auch weist Dr. Strackharn auf folgendes hin: „Als die Erfolge niemand mehr leugnen konnte und der Druck der Öffentlichkeit immer stärker wurde, hat man ihre wissenschaftliche Erforschung mit ein paar Millionen unterstützt und ihr eine eigene Ziffer im Leistungsverzeichnis der Krankenkassen gegeben".

> Das EE-Klopfen oder die ELI-Streichelweise
> ist eine Art „Akupunktur ohne Nadeln",
> eine sanfte „Akupunktur mit Selbstbejahung".

Sie können Ihren Selbstheilungsprozess unterstützen, wenn Sie folgende gesundheitsfördernde Rahmenbedingungen beachten. Sicherlich fallen Ihnen weitere ein.

Tagtäglich auf wertschätzenden und liebevollen Umgangsweise im Alltag, Beruf und in der Partnerschaft achten und praktizieren

Negative Beeinflussungen wahrnehmen und mit MagSt-Wissen (MagSt = Magischer Kommunikations-Stil) transformieren

Mit MagSt-Wissen (MagSt = Magischer Stil) das zwischenmenschliche Klima im Alltag, Beruf und in der Liebe tagtäglich verbessern

Entspannungsverfahren wie beispielsweise die 3-Minuten-EE-Klopfweise oder EE-Heilweise morgens, mittags und abends anwenden (oder auch zwischendurch)

Muskelverspannungen durch Massagen lösen

Schmerzende Stelle mit Eis kühlen und/oder Schläfen mit Franzbranntwein oder Pfefferminzöl einreiben

Auf eine gerade Körperhaltung achten

Spaziergang an der frischen Luft machen und für regelmäßige und ausreichende Schlafzeiten mit Frischluftzufuhr sorgen

Lärmquellen ausschalten

Überanstrengung der Augen vermeiden z.B. durch Reduzierung des Fernseh- oder Computer-"Konsums"

Rauchen und Alkoholkonsum möglichst vermeiden

Verzicht auf WLAN und Elektrosmog in Wohnräumen vermeiden

Wie entstanden die EE-Klopfweise und ELI-Heilweise?

Ich ging meine eigenen Weg, experimentierte im Heilungsbereich mit meiner selbst fabrizierten Klopfweise und gab mein Wissen im internationalen Raum an Hilfesuchende und Interessierte kostenlos weiter. Den Menschen, denen ich helfen durfte, wünschten sich von mir Begriffe für meine vermittelten Behandlungsweisen. Sie erklärten mir warum es für sie so wichtig sei von mir Begriffe für diese Heilweisen zu bekommen.

Sie sagten auch, dass mein Klopfverfahren keine TECHNIK sei so wie andere Klopf-Techniken sondern etwas BESONDERES. Mein Klopfen würden sie im Vergleich zu den anderen Techniken im Alltag sehr gerne anwenden. Sie hätten Freude daran und seien von mir ermutigt ihre eigenen Klopfweisen zu entwickeln. Meine Klopfweise bezeichnete ich dann einfach als EE-Klopfen. Ich ermutigte die Hilfesuchenden, dass sie ihre eigene Klopfweise entsprechend ihres Namenskürzels benennen könnten.

Viele Menschen baten mich über einen längeren Zeitraum hinweg auch um den Namen meiner liebevoll durchgeführten spirituell orientierten Streichel-Selbstbehandlungsweise. Ich bat um die Hilfe von „Oben", die ich am 30. März 2007 um 4 Uhr morgens erhielt. Ich war hellwach, war von dieser Erfahrung ergriffen und weckte zwei Stunden später meinen Partner auf.

Zu meiner Überraschung sagte mein Partner, dass das Wort „ELI" ein sehr altes Wort sei, das in sehr vielen Sprachen und Namensgebungen enthalten sei. Dieses Wort wäre ein Synonym für „LIEBE", „LICHT", „GOTT" und „GÖTTLICHES WESEN". Ich solle doch im Internet nachschauen und könne dies überprüfen. Dies tat ich auch unmittelbar und erkannte die tiefe Bedeutung des Namens „ELI".

Am 14. März 2010 erfuhr ich auf Koh Samui von einem in der Schweiz lebenden jüdischen Arztes (Psychiater, Eigentümer eines Seminarhauses, Initiator eines global orientierten ökologischen Kongresses) in einem längeren persönlichen Gespräch, dass das Wort „ELI" bedeuten würde „Mein Gott" und dass dieses Wort Jesus am Kreuz dreimal ausgesprochen habe.

Er sagte mir auch, dass er in hoch spirituellen Kreisen verkehre. Dort würde der Name „ELI" als Mantra benutzt, mit dem Hilfesuchende einen tiefgehenden Heilungsprozess initiieren könnten. Bereits nur die Wiederholung des Namens „ELI" würde eine tiefgehende Heilung bewirken. Diese Aussagen des Arztes entsprachen den Rückmeldungen von anderen spirituell weit entwickelten Mitmenschen, denen ich mit der Heilweise ELI begleiten und unterstützen durfte.

Die Entstehung des Namens „ELI" und die verschiedenen Kontakte mit Personen, die mich über diesen Namen hochinteressante Informationen geben konnten, waren ausschlaggebend mich noch mehr mit dem Thema „Heilung durch Schwingung" zu beschäftigen.

Ein herzliches Dankeschön an alle,
die mich inspirierten und ich dadurch
wichtige Erkenntnisse gewinnen durfte
und seit Jahren vielen lieben Mitmenschen
weitergeben kann.

Ich wünsche uns allen Liebe, Gesundheit und
ein erfülltes Leben im Einklang mit Allem.

Weiterlernen im Klopf- und Kommunikationsbereich

Wenn Sie nicht nur das Wissen im Klopfbereich vertiefen wollen sondern bewußter und liebevoller im Umgang mit Ihren Nächsten werden möchten und dadurch zur zwischenmenschlichen Klimaverbesserung beitragen möchten, dann empfehle ich Ihnen folgende Lernmaterialien. Je liebevoller wir miteinander umgehen, desto mehr tragen wir zur Heilung (= Ganzwerdung) bei und desto weniger brauchen wir z.B. Klopftechniken.

Eberhard Elisabeth: Frei von Rückenschmerzen durch heilsames EE-Klopfen und ELI-Streicheln (erhältlich bei www.amazon.de und im Buchhandel)

Eberhard Elisabeth: Das Geheimnis der Klopf-Techniken EFT und MET wird enthüllt! (in Vorbereitung)

Erickson Milton: „Dr. Milton Erickson live". Gefilmt in 1977 von H.U. Schachtner. DVD-Paket erstmalig erhältlich nach 34 Jahren. Infos www.Harmonybalance.de und www.MagSt.info)

Schachtner Hans-Ulrich: Frech, aber unwiderstehlich! Der Magische KommunikationsStil: Mehr Charme, Witz und Weisheit im Alltag, Beruf und in der Liebe (Lebensarbeitsbuch zur zwischenmenschlichen KlimaVerbesserung. 30 Seiten Leseprobe auf Anfrage: info@MagSt.info)

Schachtner Hans-Ulrich: Was gilt das Wort des Beraters? Glaubwürdigkeit. Am Steuer bleiben. Unvoraussagbarkeit

Schachtner Hans-Ulrich: Selbstheilungsfördernde Kommunikation mit MagSt (Magischer KommunikationsStil). KongressDVD (www.HeilungundGesundheit.de)

Eberhard Elisabeth/Hans-Ulrich Schachtner: Wenn Dich der Partner schafft, dann ist das Partnerschaft! KabarettDVD zur Partnerschaftsoptimierung (www.Partneroptimieren.de)

Schachtner Hans-Ulrich: 30 Geheimnisse des begehrenswerten Mannes! Wie er SIE für sich gewinnt, an sich gewöhnt und trotz allem geniesst!

Schachtner Hans-Ulrich: 30 Geheimnisse weiblicher Macht! Wie SIE ihn rumbekommt, kleinbekommt und wieder hochbekommt.

Schachtner H.-Ulrich: „ROTE KARTE". Der magische Schlüssel souverän und in der Mitte zu bleiben. **HörbuchCD (2 Std.).**

Ein besonderes GESCHENK für SIE und IHRE LIEBEN

Wollen Sie den magischen Schlüssel in der Hand haben, um im Alltag, Beruf und in der Partnerschaft souverän und in der Mitte zu bleiben? Dann hätten wir das folgende Geschenk „ROTE KARTE. Du bist durchschaut. Das Geheimnis der 6 Klingelknöpfe" für Sie. Mehr Informationen zur ROTEN KARTE erhalten Sie in **www.MagSt.info**.

Sie erhalten in ein paar Tagen viele ROTE KARTEN zum Verschenken, damit wir alle achtsamer und liebevoller miteinander umgehen, keine negativen Beeinflussungen und auch keine weiteren seelischen Verletzungen infolge von Angstverbreitung oder Schuldzuweisungen ausüben, die zu Kopfschmerzen oder Migräne oder anderen körperlichen oder seelischen Beschwerden führen können.

Sie erhalten kostenlos ROTE KARTEN in Visitenkartengröße (Vorderseite: Du bist durchschaut, Rückseite: 6 Klingelknöpfe), wenn Sie ein frankiertes Kuvert an Elisabeth Eberhard senden (Adresse sh. Seite 51).

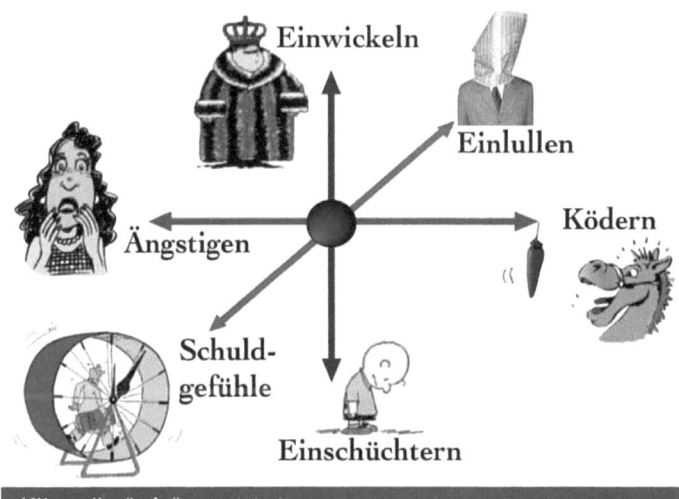

„Klingelknöpfe" entwickelt von Dipl.Psych. Hans-Ulrich Schachtner

Angaben zur Autorin: Elisabeth Eberhard (56 Jahre)

beschäftigt sich seit ihrem 15. Lebensjahr mit alternativen Behandlungsmethoden und energetischen Selbsthilfeverfahren. Sie hat ihr Studium in Psychologie und Wirtschaftswissenschaften an der Universität München erfolgreich abgeschlossen; Aufbaustudium in Beratungspsychologie. Über Jahrzehnte hinweg absolvierte sie zusätzlich mannigfaltige Aus- und Fortbildungen im energetischen Heilungs- und im Coachingbereich.

Seit 40 Jahren experimentiert sie im alternativen und energetischen Behandlungsbereich. Sie entwickelte und erprobte erfolgreich im internationalen Raum tausendfach ihre EE-Klopfweise und ihre spirituell orientierte Selbstbehandlungsheilweise ELI.

Elisabeth Eberhard und ihr Partner, H.-Ulrich Schachtner, sind Pioniere im Bekanntmachen neuer Therapie- und Heilungsverfahren im psychologischen und energetischen Bereich. Dank ihres Einsatzes und ihres Partners fanden im deutschsprachigem Raum in den ersten Jahren dieses Jahrhunderts die ersten Klopfseminare für Teilnehmer aus ganz Europa in München statt. Sie waren auch die Initiatoren dafür, dass das die erste EFT-Fachtagung in 2004 im deutschsprachigem Raum in ihrem Heimatort, Schliersee, stattfand. Daraus entstand unter anderem auch im Folgejahr der EFT-Dachverband und in den Folgejahren weitere EFT-Fachtagungen.

Erst Ende 2008 erfuhr Elisabeth Eberhard, dass Prof. Dr. Leslie Greenberg bereits seit den 80er Jahren den Begriff EFT für seine „Emotionsfokussierte Therapie" eingeführt hat, die weltweit wissenschaftlich anerkannt ist und überhaupt nichts mit Klopfen zu tun hat. Der Ausdruck „Emotional Freedom Techniques", so wie der amerikanische Geschäftsmann, Gary Craig, sein Klopfen bezeichnet ist meiner Meinung nach ein Diebstahl geistigen Eigentums. Ende 2008 verbreitete Gary und sein Gehilfe R.R. Angst und Schrecken in der Klopfszene durch Abmahnungen mit einem Streitwert von 50.000 Euro. Seit Bekanntwerden dieser Machenschaften distanziert sich Elisabeth vom EFT-Klopfen!

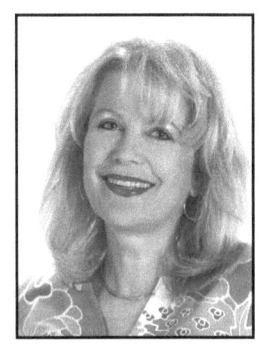

Kontaktadresse:

Elisabeth Eberhard
Gutshof „FEHN"
Fehn am Bach
83734 Agatharied

info@Elisabeth-Eberhard.de

Informationen zur Autorin in:
www.Elisabeth-Eberhard.de